Régime sans Gluten

Guide pratique pour une transition réussie

Marie Lavergne-Roussel

Introduction

Il est souvent dit que la nourriture est au cœur de notre existence, façonnant non seulement notre santé physique, mais aussi notre bien-être émotionnel et mental. Notre alimentation joue un rôle crucial dans notre vie, influençant notre énergie, notre vitalité et même notre capacité à savourer les moments précieux. C'est pourquoi le choix de ce que nous mettons dans notre assiette est une décision qui mérite une attention particulière.

Le gluten, une protéine présente dans de nombreux aliments que nous consommons au quotidien, est l'un des sujets les plus discutés et controversés en matière d'alimentation ces dernières années. Il est le protagoniste de nombreuses conversations, des discussions animées sur les réseaux sociaux aux rapports médicaux sérieux. Le gluten est devenu plus qu'un simple ingrédient, il est devenu un sujet de préoccupation majeur pour de nombreuses personnes.

Peut-être avez-vous vous-même envisagé d'explorer un régime sans gluten pour des raisons de santé, de bien-être ou par simple curiosité. Quelles que soient vos motivations, vous avez pris une décision importante en tenant ce livre entre vos mains. Vous avez décidé d'explorer le monde du régime sans gluten, et nous sommes là pour vous guider dans cette aventure.

"Régime sans Gluten : Guide pratique pour une transition réussie" est conçu pour vous offrir un compagnon fiable dans votre parcours vers une alimentation sans gluten. Que vous soyez confronté à des problèmes de santé liés au gluten, à la recherche d'une amélioration de votre bien-être général ou que vous souhaitiez simplement en savoir plus sur cette tendance alimentaire en plein essor, ce livre est fait pour vous.

Au fil des pages qui suivent, nous explorerons en profondeur ce qu'est le gluten, comment il peut influencer notre santé, et les différentes raisons qui poussent tant de personnes à opter pour un régime sans gluten. Nous vous guiderons pas à pas dans la préparation de votre transition, en vous fournissant des conseils pratiques pour une vie sans gluten réussie.

Nous aborderons également les défis courants que vous pourriez rencontrer en suivant un régime sans gluten, tout en vous donnant les outils nécessaires pour les surmonter avec succès. Notre objectif est de vous aider à prendre des décisions éclairées et à vous accompagner vers une vie plus saine et plus épanouissante.

Vous êtes sur le point d'entreprendre un voyage passionnant vers une alimentation sans gluten. Que ce soit le début d'une nouvelle aventure pour vous ou que vous cherchiez simplement à approfondir vos connaissances, nous sommes honorés de vous accompagner dans cette transition. Préparez-vous à découvrir le monde du sans gluten, à vous sentir mieux dans votre corps et à vous épanouir dans votre vie quotidienne.

Bienvenue dans "Régime sans Gluten : Guide pratique pour une transition réussie". Votre voyage commence ici.

À votre santé et à votre réussite,

Chapitre 1 : Introduction

Bienvenue dans ce guide dédié à la découverte et à la mise en pratique du régime sans gluten. Si vous tenez ce livre entre vos mains, vous avez déjà franchi un pas important vers une vie plus saine et équilibrée. Ce premier chapitre servira d'orientation, vous exposant les raisons pour lesquelles vous avez fait le choix d'explorer le régime sans gluten, ainsi que les avantages que vous pouvez en attendre.

Le Chemin vers le Sans Gluten

Le gluten, cette protéine complexe présente dans des aliments aussi variés que le pain, les pâtes, les céréales et de nombreux autres produits de base, est au cœur de nombreuses conversations autour de la santé et de l'alimentation. De plus en plus de personnes, pour diverses raisons, ont choisi de retirer le gluten de leur régime alimentaire. Peut-être êtes-vous l'une de ces personnes, ou peut-être envisagez-vous de l'être.

La question fondamentale qui se pose est la suivante : Pourquoi le gluten est-il devenu une source de préoccupation pour tant de gens ? Pourquoi cette protéine, autrefois omniprésente dans notre alimentation quotidienne, suscite-t-elle aujourd'hui un tel intérêt ?

Les Motivations Personnelles

Votre décision d'explorer le régime sans gluten peut être motivée par divers facteurs. Peut-être avez-vous déjà ressenti des symptômes inconfortables après avoir consommé des aliments contenant du gluten, tels que des ballonnements, des maux de ventre, de la fatigue ou des problèmes de digestion. Si c'est le cas, vous n'êtes pas seul. De nombreuses personnes souffrent de réactions indésirables liées au gluten, allant de la sensibilité au gluten non cœliaque à la maladie cœliaque, une affection auto-immune grave.

D'autres peuvent être motivés par le désir de perdre du poids, d'améliorer leur énergie ou de promouvoir leur bien-être général. Le régime sans gluten est souvent considéré comme une démarche vers une alimentation plus saine, et de nombreuses personnes y voient un moyen de prendre en main leur santé.

Les Avantages du Sans Gluten

Au-delà des raisons personnelles qui vous ont poussé à envisager un régime sans gluten, il est important de comprendre les avantages potentiels de cette transition. Un régime sans gluten bien équilibré peut apporter des bénéfices substantiels, notamment :

- Amélioration des problèmes digestifs et du confort intestinal.
- Réduction des symptômes associés à la sensibilité au gluten non cœliaque.
- Stabilisation de la glycémie, ce qui peut être bénéfique pour les personnes atteintes de diabète de type 2.
- Réduction des inflammations chroniques, favorisant ainsi une meilleure santé générale.
- Une meilleure gestion du poids pour certaines personnes.

Dans ce guide, nous vous accompagnerons dans votre voyage vers un régime sans gluten réussi. Nous explorerons en détail ce qu'est le gluten, comment il peut influencer notre santé, et les différentes raisons qui poussent de plus en plus de personnes à choisir cette voie. Nous vous fournirons également des conseils pratiques pour préparer votre transition et éviter les écueils courants.

Votre voyage vers une vie sans gluten commence ici. Que ce livre vous serve de guide, vous aidant à prendre des décisions éclairées et à vous épanouir dans votre nouvelle aventure alimentaire. Préparez-vous à explorer le monde du sans gluten et à découvrir les avantages qu'il peut offrir à votre santé et à votre bien-être.

Au-delà des mots imprimés, rappelez-vous que ce voyage est le vôtre, et nous sommes ravis de faire partie de cette étape importante de votre parcours vers une meilleure santé et un meilleur bien-être.

Bienvenue dans l'univers du sans gluten.

Chapitre 2 : Comprendre le Gluten

Maintenant que nous avons évoqué vos motivations personnelles pour explorer un régime sans gluten, il est temps de plonger plus profondément dans le sujet. Dans ce chapitre, nous allons explorer le gluten de manière approfondie, en comprenant d'où il vient, où il se cache dans notre alimentation quotidienne, et pourquoi il peut être problématique pour certaines personnes.

À la Découverte du Gluten

Le gluten est une protéine complexe que l'on trouve naturellement dans certaines céréales, notamment le blé, l'orge, le seigle et leurs dérivés. Cette protéine joue un rôle crucial dans la texture et l'élasticité des produits de boulangerie, tels que le pain, les pâtes et les gâteaux. Elle est également utilisée comme additif dans de nombreux produits transformés pour améliorer leur texture.

L'une des caractéristiques remarquables du gluten est sa capacité à former un réseau élastique lorsqu'il est mélangé avec de l'eau, ce qui confère aux produits de boulangerie leur texture moelleuse et leur structure. Cependant, cette même propriété qui rend le gluten si apprécié en cuisine peut poser problème pour certaines personnes.

Le Gluten et la Santé

Le gluten a suscité l'intérêt de la communauté médicale en raison de ses implications pour la santé. Pour certaines personnes, le gluten peut être difficile à digérer, provoquant divers symptômes et réactions indésirables. Il existe trois principales affections liées au gluten :

1. Maladie Cœliaque

La maladie cœliaque est une maladie auto-immune grave dans laquelle la consommation de gluten provoque une réaction immunitaire qui endommage la muqueuse de l'intestin grêle. Cela peut entraîner des problèmes digestifs, une malabsorption des nutriments, une fatigue et d'autres symptômes graves.

2. Sensibilité au Gluten Non Cœliaque

Certaines personnes souffrent de sensibilité au gluten non cœliaque, ce qui signifie qu'elles ressentent des symptômes digestifs inconfortables en consommant du gluten, mais sans les marqueurs biologiques de la maladie cœliaque.

3. Allergie au Blé

L'allergie au blé est une réaction allergique immédiate à certaines protéines du blé, dont le gluten. Les symptômes peuvent varier de légers à graves et peuvent inclure des éruptions cutanées, des difficultés respiratoires et des troubles digestifs.

Diagnostiquer une Intolérance au Gluten

Il est essentiel de noter que le diagnostic des problèmes liés au gluten nécessite une évaluation médicale approfondie. Si vous suspectez une intolérance au gluten, il est important de consulter un professionnel de la santé qualifié pour un diagnostic précis.

Dans les chapitres à venir, nous aborderons plus en détail les conditions liées au gluten, les symptômes à surveiller et les méthodes de diagnostic. Vous serez ainsi mieux armé pour comprendre votre propre relation avec le gluten et prendre des décisions éclairées sur la suite de votre parcours sans gluten.

Nous espérons que ce chapitre vous a donné un aperçu plus clair de ce qu'est le gluten et de ses implications pour la santé. Dans le chapitre suivant, nous explorerons les préparatifs nécessaires pour une transition réussie vers un régime sans gluten.

Restez curieux et ouvert, car le chemin vers une meilleure compréhension du gluten et de son impact sur votre vie commence ici.

Chapitre 3 : Préparer la Transition

Vous avez pris la décision de plonger dans le monde du régime sans gluten, une étape importante vers une vie plus saine et équilibrée. Cependant, avant de sauter tête baissée dans cette nouvelle aventure alimentaire, il est essentiel de bien vous préparer. Ce chapitre vous guidera à travers les étapes cruciales pour vous assurer une transition réussie vers un régime sans gluten.

L'Importance de la Préparation

La transition vers un régime sans gluten peut être un changement significatif dans votre vie quotidienne. Pour la réussir et minimiser les défis potentiels, une préparation minutieuse est essentielle. Voici pourquoi :

1. La Connaissance Est le Pouvoir

Avant de faire des changements majeurs dans votre alimentation, il est essentiel de comprendre ce que vous pouvez et ne pouvez pas manger. Plus vous en saurez sur les aliments sans gluten, les sources de gluten cachées et les alternatives disponibles, plus il sera facile de suivre votre régime.

2. Élimination du Gluten

Pour éviter les symptômes indésirables et favoriser une transition en douceur, vous devrez éliminer tous les aliments contenant du gluten de votre cuisine. Cela signifie non seulement se débarrasser des produits contenant du gluten, mais aussi être conscient des contaminations croisées possibles.

3. Planification des Repas

La planification des repas est une étape cruciale pour s'assurer que vous ne vous sentiez jamais affamé ni privé. En planifiant vos repas et vos collations à l'avance, vous pouvez éviter de succomber à la tentation de manger des aliments contenant du gluten par défaut.

Le Nettoyage de Votre Cuisine

La première étape de votre préparation consiste à nettoyer votre cuisine de tout aliment contenant du gluten. Cela peut sembler une tâche monumentale, mais c'est une étape nécessaire pour créer un environnement sans gluten. Voici quelques conseils pour vous aider :

- **Faites un inventaire** : Passez en revue vos armoires, votre réfrigérateur et votre garde-manger pour repérer tous les aliments contenant du gluten. Cela inclut le pain, les pâtes, les céréales, les sauces et bien d'autres.

- **Éliminez les produits contenant du gluten** : Une fois que vous avez identifié les produits, éliminez-les de votre cuisine. Vous pouvez les donner à des amis ou à des associations caritatives, ou les jeter si nécessaire.
- **Nettoyez en profondeur** : Passez un coup de chiffon sur les étagères et les surfaces de votre cuisine pour éliminer les miettes et les traces de gluten. Assurez-vous également de nettoyer les ustensiles de cuisine, les casseroles et les poêles.

Approvisionnez-vous en Alternatives Sans Gluten

Maintenant que votre cuisine est exempte de gluten, il est temps de vous approvisionner en alternatives sans gluten. Voici quelques éléments clés à inclure dans votre liste de courses :

- **Farines sans gluten** : Telles que la farine de riz, la farine de maïs, la farine de sarrasin et la farine d'amande, pour la cuisson et la pâtisserie.
- **Produits de base sans gluten** : Comme le riz, le quinoa, le millet et les pommes de terre, qui

peuvent remplacer les céréales contenant du gluten.

- **Pain sans gluten** : Il existe de nombreuses variétés de pain sans gluten disponibles en magasin ou que vous pouvez préparer vous-même.
- **Sauces et condiments sans gluten** : Assurez-vous de vérifier les étiquettes pour vous assurer qu'ils ne contiennent pas de gluten caché.

Planification des Repas

La planification des repas joue un rôle essentiel dans le succès de votre transition sans gluten. Voici quelques conseils pour vous aider à élaborer un plan de repas efficace :

- **Planifiez à l'avance** : Prenez le temps de planifier vos repas pour la semaine à venir. Cela vous évitera de vous retrouver sans option de repas sans gluten.
- **Incorporez des aliments naturellement sans gluten** : Les légumes, les fruits, les viandes maigres, les poissons, les produits laitiers non transformés et les légumineuses sont naturellement exempts de gluten et devraient figurer régulièrement dans votre alimentation.

- **Découvrez de nouvelles recettes** : Explorez de nouvelles recettes sans gluten pour éviter la monotonie et découvrir de délicieux plats adaptés à votre régime.

La préparation est la clé du succès pour une transition sans gluten réussie. En nettoyant votre cuisine, en vous approvisionnant en alternatives sans gluten et en planifiant vos repas, vous vous assurez une transition en douceur vers un mode de vie sans gluten. Dans les chapitres suivants, nous explorerons plus en détail comment manger à l'extérieur, comment gérer les situations sociales et comment faire face aux défis courants du régime sans gluten.

Prenez le temps de bien vous préparer, car cela vous permettra de vivre cette aventure sans gluten de manière plus sereine et épanouissante.

Chapitre 4 : Adopter un Mode de Vie Sans Gluten

Maintenant que vous avez préparé votre cuisine pour une transition sans gluten réussie, il est temps d'explorer ce que signifie réellement adopter un mode de vie sans gluten au quotidien. Ce chapitre vous guidera à travers les aspects pratiques de cette démarche, y compris la lecture des étiquettes alimentaires, la gestion des repas à l'extérieur et la navigation dans les situations sociales.

Lire les Étiquettes Alimentaires

La première étape cruciale pour adopter un mode de vie sans gluten consiste à devenir un expert dans la lecture des étiquettes alimentaires. Le gluten peut se cacher sous des noms variés dans la liste des ingrédients, et il est essentiel de savoir les repérer. Voici quelques points à garder à l'esprit :

- **Vérifiez la liste des ingrédients** : Cherchez des mots tels que blé, orge, seigle, et tout autre ingrédient qui contient du gluten. Soyez attentif aux additifs et aux stabilisants qui peuvent contenir du gluten.
- **Méfiez-vous de la contamination croisée** : Certaines entreprises mentionnent la possibilité

de contamination croisée avec le gluten sur leurs étiquettes. Soyez attentif à ces avertissements.

- **Recherchez les logos sans gluten** : De nombreuses marques proposent des produits certifiés sans gluten avec un logo distinctif. Cela peut vous simplifier la tâche lors de vos achats.
- **Évitez les aliments transformés** : Les produits hautement transformés sont plus susceptibles de contenir du gluten. Privilégiez les aliments naturels et non transformés autant que possible.

Manger à l'Extérieur

Manger au restaurant ou à l'extérieur de chez vous peut être un défi lorsque l'on suit un régime sans gluten, mais ce n'est pas impossible. Voici quelques conseils pour vous aider à naviguer dans ces situations :

- **Faites des recherches à l'avance** : Avant de choisir un restaurant, consultez leur menu en ligne ou appelez-les pour discuter de vos besoins alimentaires. De nombreux établissements sont désormais bien informés sur le sans gluten.

- **Soyez clair avec le personnel** : Lorsque vous commandez, informez clairement le personnel de vos besoins en alimentation sans gluten. Demandez des adaptations ou des substitutions si nécessaire.
- **Évitez les aliments frits partagés** : La friture partagée avec des produits contenant du gluten peut entraîner une contamination croisée. Évitez les aliments frits à moins d'être sûr qu'ils sont préparés dans une huile sans gluten.
- **Apportez des collations d'urgence** : En voyage ou lors de sorties, ayez toujours quelques collations sans gluten à portée de main pour éviter d'être pris au dépourvu.

Gérer les Situations Sociales

Les situations sociales peuvent être délicates lorsque vous suivez un régime sans gluten, mais avec une communication claire et une planification préalable, elles deviennent plus faciles à gérer :

- **Expliquez votre régime** : Lorsque vous êtes invité chez des amis ou à un événement, n'hésitez pas à expliquer votre régime sans gluten. La plupart des gens seront compréhensifs et feront de leur mieux pour accommoder vos besoins.

- **Apportez votre propre plat** : Si vous n'êtes pas sûr des options disponibles, apportez votre propre plat sans gluten à partager.
- **Préparez-vous aux questions** : Attendez-vous à des questions sur votre régime et soyez prêt à expliquer pourquoi vous avez choisi de suivre un régime sans gluten.

En adoptant ces stratégies, vous pouvez maintenir votre régime sans gluten tout en participant pleinement à des repas et à des événements sociaux. N'oubliez pas que la planification et la communication sont vos meilleurs alliés dans ces situations.

Dans le prochain chapitre, nous explorerons les défis courants que vous pourriez rencontrer en suivant un régime sans gluten et comment les surmonter avec succès. Restez engagé dans votre parcours sans gluten, car les avantages pour votre santé et votre bien-être sont à portée de main.

Chapitre 5 : Surmonter les Défis Courants

Dans votre voyage vers un mode de vie sans gluten, vous rencontrerez inévitablement des défis courants. Ces défis peuvent être sources de frustration, mais avec les bonnes stratégies et une attitude positive, vous pouvez les surmonter avec succès. Dans ce chapitre, nous aborderons les défis les plus fréquemment rencontrés et comment les gérer efficacement.

Défi 1 : La Tentation du Gluten

Lorsque vous suivez un régime sans gluten, il peut être tentant de céder à la tentation d'un aliment contenant du gluten. Voici comment faire face à cette tentation :

- **Rappelez-vous vos motivations** : Gardez en tête les raisons pour lesquelles vous avez choisi de suivre un régime sans gluten. Que ce soit pour votre santé, votre bien-être ou pour éviter des symptômes désagréables, ces motivations peuvent vous aider à résister à la tentation.
- **Ayez des alternatives sans gluten à portée de main** : Assurez-vous d'avoir toujours des

collations et des repas sans gluten à disposition pour satisfaire vos envies.

- **Trouvez des substituts satisfaisants** : Il existe de nombreuses alternatives sans gluten aux aliments traditionnellement riches en gluten. Explorez de nouvelles recettes et trouvez des substituts satisfaisants pour vos plats préférés.

Défi 2 : La Lecture des Étiquettes

La lecture des étiquettes alimentaires peut être fastidieuse, mais elle est essentielle pour éviter le gluten caché. Voici comment simplifier ce processus :

- **Utilisez des applications ou des guides en ligne** : Des applications et des sites web peuvent vous aider à scanner rapidement les codes-barres des produits et à vérifier s'ils sont sans gluten.
- **Mémorisez les marques sans gluten fiables** : Au fil du temps, vous vous familiariserez avec les marques qui proposent des produits sans gluten de qualité. Cela vous aidera à faire des choix plus rapides en magasin.
- **N'hésitez pas à contacter les fabricants** : Si vous avez des doutes sur la composition d'un produit, n'hésitez pas à contacter le fabricant pour obtenir des informations précises.

Défi 3 : Manger à l'Extérieur

Manger au restaurant ou chez des amis peut présenter des défis particuliers. Voici comment les aborder :

- **Faites des recherches à l'avance** : Avant de choisir un restaurant, vérifiez leur menu en ligne et appelez-les pour discuter de vos besoins alimentaires.
- **Soyez clair avec le personnel** : Lorsque vous commandez, informez clairement le personnel de vos besoins en alimentation sans gluten. Demandez des adaptations si nécessaire.
- **Apprenez à connaître les cuisines internationales** : Certaines cuisines, comme la méditerranéenne, asiatique ou mexicaine, proposent naturellement des plats sans gluten. Explorez ces options lorsque vous mangez à l'extérieur.

Défi 4 : La Gestion des Symptômes Persistants

Si malgré vos efforts, vous continuez à ressentir des symptômes, il est important de rechercher la cause sous-jacente. Voici quelques étapes à suivre :

- **Consultez un professionnel de la santé** : Si vos symptômes persistent, consultez un médecin spécialisé dans les troubles liés au gluten. Vous pourriez avoir besoin de tests supplémentaires.
- **Gardez un journal alimentaire** : Notez ce que vous mangez chaque jour et les symptômes que vous ressentez. Cela peut aider votre médecin à identifier les déclencheurs potentiels.
- **Révisez votre régime** : Il se peut que certains aliments sans gluten provoquent toujours des symptômes chez certaines personnes. Révisez votre régime avec l'aide d'un professionnel pour exclure d'autres déclencheurs possibles.

Défi 5 : Les Coûts Potentiellement Plus Élevés

Les produits sans gluten peuvent parfois être plus coûteux que leurs équivalents contenant du gluten. Voici comment gérer les coûts :

- **Achetez en vrac** : Les aliments sans gluten en vrac peuvent être moins chers que les produits emballés. Envisagez d'acheter des céréales, des légumineuses et des farines en vrac.
- **Faites cuire à la maison** : Préparer vos repas à la maison est souvent plus économique que

manger à l'extérieur. Expérimentez de nouvelles recettes pour économiser sur les frais de restaurant.

- **Recherchez les offres et les réductions** : Surveillez les promotions et les coupons pour économiser sur les produits sans gluten. De nombreuses marques proposent également des programmes de fidélité.

En surmontant ces défis courants avec patience et détermination, vous pouvez maintenir avec succès votre régime sans gluten tout en améliorant votre santé et votre bien-être. Dans le prochain chapitre, nous examinerons les avantages d'une alimentation sans gluten sur la santé et la vitalité. Continuez votre voyage sans gluten avec confiance et persévérance.

Chapitre 6 : Réussir à Long Terme

Vous avez parcouru un long chemin depuis le début de votre voyage vers un mode de vie sans gluten. Vous avez surmonté des défis, appris à lire les étiquettes alimentaires, et découvert de nouvelles façons de savourer des repas sans gluten. Dans ce dernier chapitre, nous allons explorer comment maintenir avec succès votre régime sans gluten à long terme et comment en faire une partie intégrante de votre vie quotidienne.

L'Adoption d'un Mode de Vie Durable

Le succès à long terme d'un régime sans gluten repose sur la création d'une routine durable. Voici comment vous pouvez y parvenir :

1. Restez Engagé

La persévérance est la clé du succès à long terme. Continuez à rappeler pourquoi vous avez choisi de suivre un régime sans gluten et les avantages que vous en retirez.

2. Restez Informé

Le monde de la nutrition évolue constamment. Restez informé des dernières recherches et des nouvelles alternatives sans gluten qui peuvent améliorer votre alimentation.

3. Diversifiez Votre Alimentation

Ne vous limitez pas à un petit nombre de plats sans gluten. Explorez de nouvelles recettes, de nouveaux aliments et découvrez de nouveaux plaisirs culinaires.

4. Écoutez Votre Corps

Apprenez à écouter les signaux de votre corps. Sachez comment il réagit aux différents aliments sans gluten et ajustez votre régime en conséquence.

Éviter les Rechutes

Les rechutes sont des moments où vous pourriez être tenté de revenir à une alimentation contenant du gluten. Voici comment les éviter :

1. Restez Préparé

Toujours avoir des collations et des repas sans gluten à portée de main pour éviter de céder à la tentation en cas de faim soudaine.

2. Gérez le Stress

Le stress peut souvent nous pousser à manger de manière impulsive. Apprenez des techniques de gestion du stress pour éviter les rechutes.

3. Soyez Sélectif

Lorsque vous êtes confronté à des aliments contenant du gluten, soyez sélectif. Demandez-vous si cela en vaut vraiment la peine et si cela correspond à vos objectifs.

Une Vie Saine et Épanouissante Sans Gluten

Le régime sans gluten est bien plus qu'une simple restriction alimentaire. C'est une opportunité d'améliorer votre santé et votre bien-être. Voici quelques-uns des avantages que vous pouvez espérer à long terme :

- **Meilleure Digestion** : Vous pouvez constater une amélioration de la digestion et une réduction des problèmes gastro-intestinaux.
- **Plus d'Énergie** : Beaucoup de gens signalent une augmentation de l'énergie et une meilleure concentration lorsqu'ils suivent un régime sans gluten.
- **Moins d'Inflammation** : Un régime sans gluten peut contribuer à réduire l'inflammation dans le

corps, ce qui peut avoir un impact positif sur de nombreuses conditions de santé.

- **Soutien de Votre Bien-Être Mental** : Une alimentation saine peut également contribuer à une meilleure santé mentale et émotionnelle.
- **Gestion du Poids** : Pour certaines personnes, un régime sans gluten peut faciliter la gestion du poids.

Partagez Votre Savoir

En partageant vos connaissances et votre expérience avec d'autres, vous pouvez aider à éduquer et à soutenir ceux qui envisagent de suivre un régime sans gluten. Votre expérience personnelle peut être une source d'inspiration pour les autres.

Conclusion

Votre voyage vers un mode de vie sans gluten peut être à la fois enrichissant et bénéfique pour votre santé et votre bien-être. En adoptant un engagement continu, une préparation minutieuse et une approche positive, vous pouvez non seulement maintenir votre régime sans gluten, mais aussi en faire une partie naturelle et épanouissante de votre vie quotidienne.

Nous espérons que ce guide vous a aidé à comprendre les bases du régime sans gluten, à surmonter les défis courants et à envisager un avenir sain et sans gluten. Continuez à explorer, à apprendre et à profiter des nombreux avantages d'une alimentation sans gluten.

Épilogue : Votre Nouveau Départ Sans Gluten

Félicitations pour avoir parcouru ce voyage passionnant vers un mode de vie sans gluten. Vous avez franchi des étapes importantes, surmonté des défis et acquis une compréhension approfondie de ce que signifie vraiment vivre sans gluten. Alors que nous nous apprêtons à clore ce livre, nous voulons vous rappeler que votre aventure sans gluten ne fait que commencer, et que chaque jour est une opportunité de continuer à progresser vers une meilleure santé et un bien-être renforcé.

Le Début d'une Nouvelle Vie

Votre décision de vous lancer dans ce voyage sans gluten est un témoignage de votre engagement envers votre santé et votre qualité de vie. Vous avez pris le contrôle de votre alimentation et de votre bien-être, et cela mérite d'être célébré. Continuez à vous rappeler pourquoi vous avez choisi cette voie et les avantages que vous en retirez.

Le Partage de Votre Savoir

Lorsque vous devenez un expert dans le domaine du sans gluten, vous avez l'opportunité d'aider les autres à trouver leur propre chemin vers une alimentation saine et sans gluten. Partagez vos connaissances, vos expériences et vos conseils avec ceux qui peuvent en bénéficier. Vous pourriez être une source d'inspiration pour quelqu'un d'autre qui envisage de suivre un régime sans gluten.

La Persévérance à Long Terme

Le succès à long terme dans votre mode de vie sans gluten dépendra de votre persévérance et de votre engagement. Continuez à rester informé, à découvrir de nouvelles recettes, et à explorer les nombreux avantages d'une alimentation sans gluten. Soyez patient avec vous-même lorsque vous rencontrez des défis, et rappelez-vous que chaque étape du voyage compte.

Votre Santé et Votre Bien-Être

En suivant un régime sans gluten, vous avez pris une décision qui peut avoir un impact positif durable sur votre santé et votre bien-être. Vos efforts pourront se traduire par une meilleure digestion, plus d'énergie, une réduction de l'inflammation et un soutien de votre bien-être mental. Continuez à prendre soin de vous et à prioriser votre santé.

Un Avenir Sans Gluten Lumineux

Alors que vous fermez ce livre, n'oubliez pas que votre avenir sans gluten est lumineux et rempli de possibilités. Chaque repas que vous préparez, chaque moment social que vous partagez et chaque décision que vous prenez en faveur de votre santé vous rapprochent de la réalisation de vos objectifs.

Nous sommes honorés d'avoir fait partie de votre voyage vers une vie sans gluten, et nous vous souhaitons tout le succès, la santé et le bonheur que cette nouvelle aventure peut vous apporter.

À votre nouveau départ sans gluten, à votre santé et à votre bien-être continu,

Annexe A : Liste des Aliments Sans Gluten

Lorsque vous suivez un régime sans gluten, il est essentiel de connaître les aliments qui sont naturellement exempts de gluten. Voici une liste d'aliments sans gluten que vous pouvez intégrer à votre alimentation :

1. **Légumes et Fruits Frais** : Tous les légumes et fruits frais sont naturellement sans gluten. Assurez-vous de les laver soigneusement pour éliminer toute contamination croisée.
2. **Viandes Fraîches** : Les viandes non transformées, comme le bœuf, le poulet, le porc, l'agneau et le poisson, sont sans gluten. Évitez les viandes panées ou marinées contenant du gluten.
3. **Œufs** : Les œufs sous leur forme naturelle ne contiennent pas de gluten.
4. **Légumineuses** : Les haricots, les pois chiches, les lentilles, les pois et les fèves sont sans gluten.
5. **Produits laitiers non Transformés** : Le lait, le fromage, le yogourt et le beurre en tant que produits laitiers non transformés ne contiennent pas de gluten. Cependant, méfiez-vous des

produits laitiers aromatisés qui pourraient contenir du gluten.

6. **Riz et Céréales sans Gluten** : Le riz, le quinoa, le sarrasin, le millet, le maïs et l'amarante sont des céréales sans gluten.

7. **Farines Sans Gluten** : Utilisez des farines sans gluten telles que la farine de riz, la farine de maïs, la farine de sarrasin et la farine d'amande pour la cuisson et la pâtisserie.

8. **Noix et Graines** : Les noix et les graines, comme les amandes, les noix de cajou, les graines de tournesol et les graines de lin, sont sans gluten.

9. **Huiles et Graisses** : Les huiles végétales, l'huile d'olive, le beurre et la margarine non aromatisés sont sans gluten.

10. **Édulcorants Naturels** : Le sucre, le miel, le sirop d'érable et le sirop d'agave sont sans gluten.

11. **Herbes et Épices** : La plupart des herbes et des épices, en particulier sous leur forme naturelle, sont sans gluten. Assurez-vous de vérifier les mélanges d'épices qui pourraient contenir du gluten ajouté.

Annexe B : Liste des Aliments Avec Gluten

Lorsque vous suivez un régime sans gluten, il est crucial de connaître les aliments qui contiennent du gluten. Voici une liste d'aliments qui contiennent du gluten ou qui sont souvent associés au gluten :

1. **Blé** : Le blé et ses dérivés, y compris la farine de blé, la semoule de blé et le son de blé, contiennent du gluten.
2. **Orge** : L'orge, sous forme de grains entiers, de flocons d'orge et de malt d'orge, contient du gluten.
3. **Seigle** : Le seigle et les produits à base de seigle, tels que le pain de seigle et les craquelins de seigle, contiennent du gluten.
4. **Avoine Contaminée par le Gluten** : L'avoine elle-même est sans gluten, mais elle est souvent contaminée par le gluten lors de la production. Cherchez des produits d'avoine certifiés sans gluten si vous souhaitez en consommer.
5. **Produits de Boulangerie** : Le pain, les pâtes, les biscuits, les gâteaux, les muffins, les croissants et les viennoiseries sont

généralement fabriqués à partir de blé, d'orge ou de seigle et contiennent du gluten.

6. **Bières et Malt** : Les bières traditionnelles contiennent du gluten en raison de l'utilisation de l'orge ou du blé. Recherchez des bières sans gluten si vous êtes amateur de bière.

7. **Produits Panés ou Frits** : Les aliments panés ou frits sont souvent enrobés de farine de blé contenant du gluten.

8. **Sauces et Assaisonnements** : De nombreuses sauces, y compris la sauce soja, la sauce Worcestershire et les assaisonnements prêts à l'emploi, peuvent contenir du gluten. Vérifiez toujours les étiquettes.

9. **Aliments Transformés** : Les aliments transformés, tels que les plats préparés, les soupes en conserve et les collations, peuvent contenir du gluten sous forme d'additifs ou d'épaississants.

10. **Grignotines** : Certaines grignotines, comme les bretzels et les craquelins, contiennent du gluten.

11. **Pâtisseries** : Les gâteaux, les tartes, les éclairs et autres pâtisseries sont traditionnellement préparés avec du blé et contiennent donc du gluten.

Lorsque vous suivez un régime sans gluten, assurez-vous de lire attentivement les étiquettes alimentaires et de demander des informations sur les ingrédients lorsque vous mangez à l'extérieur pour éviter toute contamination croisée ou la consommation accidentelle de gluten.

www.ingramcontent.com/pod-product-compliance
Lightning Source LLC
Chambersburg PA
CBHW060900260726
48661CB00008B/3361